8°T87
d
787

LES

SYNDROMES PARALYTIQUES

GÉNERAUX

AU POINT DE VUE ÉTIOLOGIQUE

PAR

Georges BERNARD

DOCTEUR EN MÉDECINE

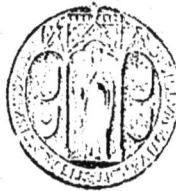

MONTPELLIER

IMPRIMERIE Gustave FIRMIN, MONTANE et SICARDI

Rue Ferdinand-Fabre et Quai du Verdanson

—

1906

LES

SYNDROMES PARALYTIQUES

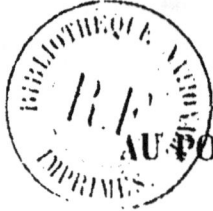

GÉNÉRAUX

AU POINT DE VUE ÉTIOLOGIQUE

PAR

Georges BERNARD

DOCTEUR EN MÉDECINE

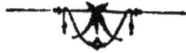

MONTPELLIER

IMPRIMERIE Gustave FIRMIN, MONTANE et SICARDI

Rue Ferdinand-Fabre et Quai du Verdanson

——

1906

PERSONNEL DE LA FACULTÉ

MM. MAIRET (✻) . . . . Doyen
TRUC . . . . Assesseur

Professeurs

Clinique médicale	MM. GRASSET (✻).
Clinique chirurgicale	TEDENAT.
Thérapeutique et matière médicale. . . .	HAMELIN (✻).
Clinique médicale	CARRIEU.
Clinique des maladies mentales et nerv.	MAIRET (✻).
Physique médicale.	IMBERT.
Botanique et hist. nat. méd.	GRANEL.
Clinique chirurgicale.	FORGUE (✻).
Clinique ophtalmologique.	TRUC.
Chimie médicale.	VILLE.
Physiologie.	HEDON.
Histologie	VIALLETON.
Pathologie interne	DUCAMP.
Anatomie.	GILIS.
Opérations et appareils	ESTOR.
Microbiologie	RODET.
Médecine légale et toxicologie	SARDA.
Clinique des maladies des enfants	BAUMEL.
Anatomie pathologique	BOSC.
Hygiène.	BERTIN-SANS.
Clinique obstétricale.	VALLOIS.

Professeur adjoint : M. RAUZIER
Doyen honoraire : M. VIALLETON

Professeurs honoraires :

MM. JAUMES, PAULET (O. ✻), E. BERTIN-SANS (✻), GRYNFELTT
M. H. GOT, *Secrétaire honoraire*

Chargés de Cours complémentaires

Clinique ann. des mal. syphil. et cutanées	MM. VEDEL, agrégé.
Clinique annexe des mal. des vieillards. .	RAUZIER, prof. adjoint
Pathologie externe	JEANBRAU, agrégé
Pathologie générale	RAYMOND, agr. (✻)
Clinique gynécologique.	DE ROUVILLE, Ag. libre
Accouchements	PUECH, agrégé lib.

Agrégés en exercice

MM. GALAVIELLE	MM. JEANBRAU	MM. GUERIN
RAYMOND (✻)	POUJOL	GAGNIERE
VIRES	ARDIN-DELTEIL	GRYNFELTT Ed.
VEDEL	SOUBEIRAN	LAPEYRE

M. IZARD, *secrétaire.*

Examinateurs de la Thèse

MM. DUCAMP, *professeur.* VIRES, *agrégé.*
SARDA, *professeur.* ARDIN-DELTEIL, *agrégé.*

A LA MÉMOIRE DE MES GRANDS PARENTS
BERNARD

A LA MÉMOIRE DE MA MÈRE

A LA MÉMOIRE DE MON PÈRE

A LA MÉMOIRE DE MON ONCLE GERMAIN

A MES GRANDS PARENTS CUXAC

A MA SOEUR

A MES ONCLES JACQUES, CONSTANT, ANDRÉ
ET A MA TANTE CLÉMENTINE

MEIS ET AMICIS

G. BERNARD.

LES

SYNDROMES PARALYTIQUES

GÉNÉRAUX

AU POINT DE VUE ÉTIOLOGIQUE

CHAPITRE PREMIER

Cependant qu'Esquirol et ses élèves, Georget (1820), Delaye (1824), Calmeil (1826), appliquaient leurs efforts à l'étude d'une forme spéciale de paralysie qu'ils considéraient comme la complication d'une maladie mentale déjà existante (la paralysie générale survenant chez les aliénés), Bayle (1822), dans sa thèse inaugurale, émettait une idée nouvelle et considérait cette paralysie comme une véritable entité morbide.

Cette opinion régna, sans conteste, jusque vers la fin du siècle dernier.

De cette époque datent les travaux remarquables de Klippel (1889-1898), qui modifièrent profondément l'ancienne conception.

Les recherches anatomo-pathologiques de celui-ci démontrèrent que des lésions de nature différente, mais de siège

anatomique semblable, donnaient les symptômes de la paralysie générale.

Aussi écrivait-il : « Les paralysies générales, en un mot, commencent et finissent là où commence et finit le syndrome paralytique. »

Mais il ne déduisait pas fortement de ses prémisses toutes les conséquences qu'il en pouvait tirer et semblait reculer devant des mots trop décisifs.

Ces mots, c'est à Ingenieros, professeur à l'Université de Buenos-Aires, que revient l'honneur de les avoir prononcés : « Le syndrome paralytique général, dit-il, ne dépend que d'une localisation spéciale des lésions, avec indépendance de leur *nature* et de leur *évolution*. »

Ainsi, et très nettement, il remplaçait l'affection « paralysie générale » par les syndromes paralytiques généraux.

Ces syndromes ont été étudiés quant à leur constitution, quant à leurs causes, quant à l'anatomie pathologique, quant à leur marche et quant à leur évolution.

Après le travail analytique est venue l'œuvre de synthèse et le problème de la classification de ces syndromes s'est posé.

Klippel, le premier, a donné la sienne basée sur l'histologie. Suivant lui, trois groupes principaux peuvent correspondre à l'ensemble des cas :

1° *La paralysie générale inflammatoire primitive*, celle que Bayle a voulu isoler ;

2° *Les paralysies générales secondaires ou associées* à d'autres lésions, sur lesquelles viennent se greffer secondairement les processus inflammatoires de la forme précédente ;

3° *Les paralysies secondaires dégénératives et parfois à lésions spécifiques* que l'on a appelées pseudo-paralysies générales.

Mairet et Vires, quelques années après, dans un livre

très clair et puissamment augmenté, ont créé la classification étiologique.

Nous aurons alors plusieurs paralysies générales : alcoolique, syphilitique, arthritique, saturnine, etc.

Enfin, la dernière née (décembre 1905) est celle d'Ingéniéros, qui fait appel à la clinique.

Dans cette classification, les syndromes paralytiques généraux seront :

1° Accidentels (fugaces);
2° Curables (non progressifs);
3° Progressifs (irréparables).

CHAPITRE II

Notre but, dans cette thèse, c'est d'étudier l'étiologie des syndromes paralytiques généraux.

Les bases de cette étude nous seront fournies par les nombreuses observations que nous avons pu recueillir dans le service de M. le professeur Mairet, à l'Hôpital général.

Nous ne nous dissimulons pas les difficultés de la tâche ; nous savons tous les efforts faits un peu partout et par tous, neurologistes, anatomo-pathologistes, syphiligraphes, pour éclairer cette étiologie. Mais une pensée nous a soutenu, c'est qu'aucune pierre n'est inutile et que chacune a sa place, si petite soit-elle, dans le monument qu'est la médecine contemporaine.

Quelles sont donc les causes des syndromes paralytiques généraux ?

Suivant M. le professeur Mairet, nous diviserons les causes des syndromes paralytiques généraux en deux grandes catégories :

Les causes héréditaires ;

Les causes acquises.

Les premières se subdiviseront :

a) En causes cérébrales. Nous y rangerons l'hérédité similaire (syndrome paralytique général), l'hérédité par ramollissement, l'hérédité par attaques.

Avant d'aller plus loin, définissons bien ce que nous entendons par ce terme.

Il est des familles dans lesquelles on rencontre un plus ou moins grand nombre de membres qui sont morts d'attaques d'apoplexie. Ce sont ces seules attaques familiales que nous considérons comme constituant l'hérédité par attaques. Cependant, nous avons cru devoir faire rentrer dans ce genre d'hérédité les cas dans lesquels, sans être familiales, les attaques se produisent chez un des ascendants directs à un âge peu avancé.

La transmission héréditaire des attaques est chose communément admise dans la science, et, en présence des faits comme ceux que révèle la clinique, où l'on voit presque tous les membres d'une même famille succomber à des attaques, la réalité de cette transmission nous paraît difficile à mettre en doute. Mais de ce que l'attaque produit l'attaque, il ne s'ensuit nullement qu'elle puisse créer héréditairement une prédisposition aboutissant à la paralysie générale. Il est même difficile au premier abord de comprendre qu'il puisse en être ainsi. L'attaque est liée à une lésion localisée ; la paralysie générale est, au contraire, une maladie à lésions diffuses. Cependant, quand on y réfléchit, il n'y a rien là d'extraordinaire. D'après Bouchard et Charcot, en effet, l'hémorragie cérébrale, dont l'attaque est l'expression, serait due à la rupture d'un anévrisme miliaire, mais cet anévrisme qui, en se rompant, cause l'hémorragie, n'est pas unique dans le cerveau ; il est, au contraire, légion. Les anévrismes miliaires sont disséminés à l'ensemble des vaisseaux de cet organe.

Ce n'est donc pas en présence d'une lésion locale qu'on se trouve dans l'hérédité par attaques ; c'est en présence d'une lésion diffuse des vaisseaux de l'encéphale (Mairet et Vires).

Ainsi paraissent agir les causes cérébrales.

b) En *causes diathésiques*. C'est ici que prendra place la sénilité anticipée par alcoolisme héréditaire.

Nous avons la rare bonne fortune de pouvoir rapporter une observation de la première de ces causes, nous voulons parler de l'hérédité cérébrale similaire.

C'est le cas de Mlle F...

OBSERVATION PREMIÈRE

Inédite et résumée

Mlle For... Adélaïde, entre à l'Asile le 20 novembre 1905, présentant un syndrome paralytique général typique.

Le *délire* est un délire des grandeurs, composé surtout d'idées de richesse. Elle possède 150.000 francs... Un monsieur lui donne 400 francs par mois et un autre qui vient la voir tous les soirs, lui remet cent sous à chacune de ses visites... Elle se croit, en outre, belle, bien faite, fort capable, laborieuse, musicienne, voire compositeur. Au point de vue génésique, elle est excitée ; elle considère comme nécessaires les excès variés qu'elle accuse.

Elle ne présente pas d'autres idées délirantes. Il n'existe pas de perversions psycho-sensorielles.

La *démence* qui se manifeste dès l'abord par le cachet de niaiserie qu'elle imprime au délire, apparaît assez nettement par l'examen direct de l'intelligence ; née en 1872, Mlle For... se dit successivement âgée de 28 et de 44 ans. Elle calcule mal et ne peut nommer les mois de l'année à rebours.

Cependant la malade peut s'orienter dans le temps et dans l'espace : elle sait qu'elle se trouve à l'Asile des Aliénés, elle se rappelle y être venue souvent voir son père et nous dit (ce qui est exact) que celui-ci était chargé de mettre en ordre le cabinet du médecin en chef. Elle reconnaît son nom sur le dossier, dit qu'il est correctement écrit. Elle peut en outre donner d'autres renseignements qui prouvent que la mémoire n'est que partiellement impuissante à acquérir et à reproduire.

Les troubles paralytiques sont très nets. La parole, traînante et pâteuse, montre sans peine du nasonnement et de l'ânonnement. La démarche est incertaine et lourde ; les pieds traînent sur le sol ; l'équilibre sur l'une ou l'autre jambe est impossible. Les doigts présentent les tremblements caractéristiques ; la force musculai e assez bien conservée, ne manifeste son atteinte que par une pression saccadée. Les pupilles sont inégales (la gauche bien plus dilatée) et réagissent mal à la lumière.

L'examen somatique n'a révélé qu'une respiration rude et saccadée aux 2 sommets.

Au point de vue *étiologique*, la malade nous dit n'avoir jamais eu la syphilis et, en réalité, malgré la vie un peu spéciale menée par elle, tout semble confirmer l'absence d'antécédents syphilitiques : elle n'a eu qu'un seul accouchement et il fut normal. En outre, Mlle For... ne présente aucun des stigmates de la syphilis héréditaire. Elle ne buvait que très raisonnablement. Nous ne retrouvons dans ses antécédents pathologiques aucune maladie ni aucun traumatisme capable d'expliquer le développement de l'aliénation actuelle.

Au point de vue héréditaire, Mlle For... est la fille d'un paralytique général, dont nous trouvons une observation très complète dans les dossiers de l'Asile, où M. For... a fait deux séjours (10 décembre-8 mars 1887 ; — 28 mai 1887-24 octobre 1897, date de son décès).

M. For... a été considéré, dès sa première entrée, comme un paralytique général. Il présentait une démence considérable, des symptômes paralytiques nets (plus marqués pour le côté droit du corps) et un délire de persécution vague et mobile, entretenu par des hallucinations de la vue, reposant sur un fonds d'agitation et d'irritabilité.

La cause principale de cette démence organique était dans des excès alcooliques intenses et anciens ; depuis l'âge de 17 ans, le malade prenait quotidiennement beaucoup d'alcool et d'absinthe et, depuis quelques mois, on le rapportait souvent ivre-mort à la maison, car il était alcoolisé et un simple verre de vin l'enivrait. L'alcoolisme avait révélé, du reste, ses effets de bonne heure et, à dix-huit ans et demi, il eut un accès de fièvre, qui s'accompagna d'un délire d'action.

Comme maladies antérieures, nous ne trouvons que du rhumatisme ; nous pouvons affirmer l'absence de toute maladie vénérienne, et notamment de la syphilis.

Le malade aurait subi, trois mois avant son entrée, un violent traumatisme (chute de voiture sur le côté droit du thorax et de la tête) qui aurait donné lieu à une hémiplégie de quelques jours, à des vertiges et à des attaques apoplectiformes.

l'or... étant fils naturel, nous n'avons aucun renseignement sur son père ; les antécédents héréditaires concernant le côté maternel ne présentent rien de particulier ; il a eu trois frères puînés bien portants.

Le malade a eu trois enfants : la première est celle dont nous rapportons plus haut l'observation ; les deux autres seraient morts en bas âge (petite vérole, fièvre).

Sorti de l'asile calme et en état de rémission incomplète des troubles démentiels et paralytiques, le malade ne tarda pas à se livrer à ses excès habituels et fut réintégré à l'asile. La démence, des troubles paralytiques généralisés, un délire semblable des persécutions sont constatés lors de la seconde entrée dans les certificats du médecin en chef.

Peu à peu, la démence étouffa chez l'or... tout délire ; les troubles paralytiques progressèrent au point de nécessiter le repos au lit et le malade succombait le 24 octobre 1897.

Son *autopsie* nous montre que la mort doit être attribuée à de l'asthénie cardiaque avec pneumonie hypostatique. D'autre part, les lésions trouvées du côté du cerveau étaient nettement celles de la paralysie générale : adhérences de la pie-mère au cortex en différents points, foyers de ramollissement au niveau des circonvolutions pariétales droite et gauche et dans les circonvolutions temporales. On notait même quelques adhérences de la dure-mère avec la calotte crânienne en sa partie moyenne, de l'œdème pie-mérien et l'abondance du liquide céphalo-rachidien.

A ce cas doit être joint celui qu'ont publié, en 1898, MM. Mairet et Vires, dans leur livre *De la Paralysie Générale*. Il y est dit, en effet, à la page 47 : « L'autre cas est plus typique. Il se rapporte à un individu, fils de paralytique général, qui, sans s'être exposé à aucune des causes regardées comme capables de produire la démence paralytique, a réalisé cette maladie vers l'âge de quarante-cinq ans.

» Mais *testis unus, testis nullus*, et, *tout en pensant que la paralysie générale des ascendants peut être héréditairement transmise*, nous nous contentons de rapporter cette observation. »

De l'*hérédité par ramollissement*, nous n'avons pas de cas absolument pur. Nous nous en tenons aux quatre cas signalés dans le livre déjà précédemment cité.

De l'*hérédité par attaques* nous avons aussi plusieurs observations. Mais tous ces malades sont entachés d'alcoolisme personnel ou d'hérédité alcoolique.

Dans ces conditions, il nous paraît difficile de faire à chacune de ces différentes causes la part qui lui revient dans la production des phénomènes morbides.

C'est aussi à cette conclusion qu'aboutissent MM. Mairet et Vires.

Il en est presque ainsi pour l'hérédité alcoolique pure. Cependant, aux cinq cas cités par MM. Mairet et Vires, nous avons pu en ajouter quatre autres, tirés de nos observations.

Nos chiffres sont très inférieurs à ceux de nos maîtres pour ce qui concerne l'hérédité arthritique. En effet, sur un ensemble de 242 malades, nous ne trouvons que 34 fois cette hérédité, soit 14,04 pour 100, et presque toujours cette diathèse est associée à d'autres causes.

OBSERVATION II

Inédite et résumée

M. Mau... Lucien entre à l'asile le 11 janvier 1902.

Les *conceptions délirantes* consistent en idées niaises de grandeurs (beauté et force physique) ; le malade manifeste à tout propos de l'euphorie. Il n'existe pas d'hallucination ni d'illusion précises d'aucun sens.

La *démence* est très marquée ; la mémoire est fortement atteinte. On a beaucoup de peine à se faire comprendre du malade, qui paraît encore avoir conservé quelques sentiments affectifs et moraux.

Les *troubles paralytiques* de la parole, de la pupille, des membres supérieurs et inférieurs sont nettement accusés et caractéristiques.

Au point de vue *pathogénique*, nous ne trouvons chez le malade ni antécédents alcooliques, ni syphilis probable. C'est un débile, qui présente surtout les stigmates de l'arthritisme : la radiale et la temporale sont artério-sclérosées très mu-

nifestement. La physionomie reflète l'aspect de la sénilité anticipée. Un des frères du malade, mort de maladie du foie,
était nettement arthritique.

Un traumatisme crânien remontant à six mois a peut-être
joué le rôle de cause occasionnelle.

L'hérédité, inconnue du côté paternel, a révélé chez la
mère un tempérament congestif et une attaque d'apoplexie
à soixante ans.

Nous n'avons trouvé ni hérédité tuberculeuse, ni hérédité
cancéreuse.

Si nous n'insistons pas autrement sur les causes héréditaires, c'est que nous avons toujours senti combien nos
documents, comme d'ailleurs tous les documents (et cela
malgré toute l'attention des observateurs), sont incomplets à
ce point de vue, et que les règles, soit pathologiques, soit
physiologiques, de l'hérédité sont encore à poser.

Ce n'est donc pas dédain de notre part, en effet, avec nos
maîtres Mairet et Vires et le professeur Raymond (de Paris),
nous croyons à l'influence prépondérante de l'hérédité, mais
bien par conscience de la fragilité de la statistique à cet
égard.

Après les causes héréditaires, les causes acquises et en
première ligne l'*alcoolisme*.

Ici, comme dans toute cette complexe question de l'étiologie, les avis sont différents. Cependant, nous devons faire
remarquer que l'alcoolisme, cause primordiale de la paralysie
générale pour Esquirol et ses contemporains, d'étiologie nulle
pour Fournier et la pléiade des parasyphilitiques, tend,
depuis quelques années, et sous la poussée vigoureuse du
livre déjà cité de MM. Mairet et Vires, à reprendre sur la
scène de la discussion un rôle éclatant. Cette tendance se

retrouve dans la thèse de Girandoux (Paris, décembre 1905).

Mais ici nous devons tout d'abord rappeler le résultat des recherches expérimentales dues aux professeurs Mairet et Combemale.

Ces recherches, quoique vieilles déjà de près de vingt ans, n'ont pas été infirmées. De ces expériences, faites sur des chiens que pendant de longs mois on avait intoxiqués à l'aide de doses progressives d'alcool, une triple conclusion se dégage.

Au point de vue clinique, on remarque chez ces animaux des phénomènes qui rappellent les symptômes de la peur et des hallucinations, des troubles musculaires d'ordre ataxique et paralytique, qui se généralisent, puis des vertiges, des attaques convulsives amenant même la mort.

Ne retrouvons-nous pas là, peut-être fruste, le tableau en gros du syndrome paralytique général ?

Au point de vue anatomo-pathologique, on note l'inflammation diffuse méningo-corticale, si caractéristique du syndrome que nous étudions.

Au point de vue histologique, on constate enfin une dernière analogie. L'examen de la moelle d'un des chiens a montré une inflammation des vaisseaux avec hypertrophie des parois, une hyperplasie considérable de la névroglie au niveau du faisceau pyramidal croisé et de la zone radiculaire antérieure et un commencement de dégénérescence des tubes nerveux en cette région.

Si nous nous adressons maintenant à la clinique, nous remarquons que seize fois (Mairet et Vires) l'alcoolisme personnel seul a expliqué le développement du syndrome.

Et, dans notre statistique personnelle qui s'étend de 1898 à 1905, nous sommes arrivé au chiffre énorme de 23,55. Ainsi sur cent malades atteints du syndrome paralytique général, près de 24 étaient alcooliques et seulement alcooliques. Aucune autre cause n'avait pu être trouvée.

On a dit que l'on fait dire aux statistiques tout ce que l'on veut. Aussi n'ajouterons-nous rien à la précédente, la trouvant d'ailleurs assez suggestive par elle-même.

OBSERVATION III
Inédite et résumée

Her... Joseph, 37 ans, entré à l'asile le 25 octobre 1905, dans un état d'agitation incohérente ; il parle constamment, manifestant à diverses reprises l'intention de boire du vin ou du Pernod. Chez lui, après une période durant laquelle il s'est livré à toutes sortes d'achats insensés, il a, au cours d'une crise d'agitation, brisé tout ce qui se trouvait sous sa main, fait sortir des écuries de son maître tous les chevaux, sonné les cloches de l'église et même allumé des incendies.

Le *délire* consiste surtout en idées de grandeurs : il est riche, possède un château de 2 kilomètres et demi de façade qui peut loger 400 familles ; il veut manger ses millions afin de ne pas les laisser en mourant... il veut aussi améliorer le sort de l'humanité en limitant le nombre des employés de régie, des agents de police et des prêtres... Il se croit très fort. Est content de tout.

Il semble exister quelques hallucinations de l'ouïe ; les perversions psycho-sensorielles de la vue se confondent avec une sorte de délire onirique peu précis éprouvé au dehors. A diverses reprises, rêves professionnels.

La *démence* est encore augmentée par l'état d'abrutissement propre à l'alcoolique. Le malade comprend fort mal et répond le plus souvent d'une façon non adéquate. Il ne peut

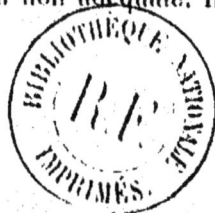

2

énoncer qu'avec peine la série des mois de l'année et se trompe dans les calculs les plus simples. Le jugement frappe par sa niaiserie.

Les *troubles paralytiques* sont surtout marqués du côté des membres inférieurs ; la démarche est très pénible. Il existe, en outre, des tremblements à grande amplitude des doigts et des troubles caractéristiques de la parole.

Au point de vue *étiologique*, les antécédents personnels révèlent un alcoolisme lointain et intense ; le malade buvait 5 à 6 litres de vin par jour, à l'occasion 4 ou 5 verres d'absinthe et du rhum dans chaque tasse de café. Il est invinciblement porté à boire et, depuis un an, il est saoul tous les soirs.

Pas de syphilis. Pas de maladies antérieures ; ni traumatismes crâniens, ni insolation.

Au point de vue héréditaire, Her... est le fils d'une mère un peu déséquilibrée et alcoolique et d'un père, sobre, qui s'est suicidé, désespéré par l'inconduite de sa femme. Un oncle maternel, une cousine-germaine et la propre sœur du malade sont morts aliénés.

L'agitation d'Her... ne cessa pas de s'accroître durant son séjour à l'asile et il mourait le 19 novembre 1905 dans une crise rappelant celle du *delirium tremens*, le malade paraissant éprouver des hallucinations effrayantes de la vue et de la sensibilité générale qu'il ne pouvait expliquer.

L'*autopsie* a montré une congestion intense du cerveau et les adhérences méningo-corticales caractéristiques de la paralysie générale.

Ne quittons pas les intoxications sans faire remarquer que le plomb a été aussi incriminé (mais nous n'en avons trouvé qu'un cas dans notre statistique et encore associé à d'autres causes) et que le mercure l'a presque été dans la dernière discussion de l'Académie de Médecine. Joffroy, en effet, l'a effleuré de son soupçon.

C'est dans une proportion de 3,72 pour 100 que nous rencontrons les traumatismes dans les antécédents de nos malades.

C'est là, évidemment, un pourcentage faible, qui tient peut-être à ce que nous ne rencontrons jamais le traumatisme seul.

Et il semble, suivant l'âge qu'a le sujet lorsque le trauma se produit, que son influence varie. C'est ainsi qu'il nous apparaît comme prédisposant chez les jeunes et comme cause déterminante chez les adultes.

OBSERVATION IV
Inédite et résumée

M. Bré... Cyprien, entré à l'asile le 20 janvier 1903, est un malade difficile à examiner parce qu'il comprend mal et répond le plus souvent en dehors de la question. Il présente des troubles caractéristiques de la parole.

Le *délire*, peu précis, consiste en idées de persécution, en idées hypocondriaques et en un certain degré de contentement niais. On remarque quelques hallucinations de l'ouïe.

La *démence*, bien que masquée en partie par l'agitation, est chez lui très marquée. Il paraît indifférent à tout ce qui se passe, ne se rend en aucune façon compte de l'endroit où il se trouve et ne peut même énoncer correctement les douze mois de l'année. Son raisonnement est réduit à un petit cercle d'idées puériles et niaises.

Les *troubles paralytiques* sont très nets : il ânonne, oublie de prononcer certaines parties des mots ou prend tel mot pour un autre (rappelant ainsi un peu les aphasiques). Les

membres supérieurs et inférieurs et les pupilles présentent
les symptômes habituels.

Au point de vue *étiologique*, nous ne trouvons pas chez lui
d'alcoolisme bien marqué, mais le malade, distillateur, aurait
pu être influencé légèrement par les vapeurs de l'alcool. La
famille (comme le malade) nie toute syphilis. Pas d'autres antécédents personnels importants. Les antécédents héréditaires sont peu connus.

Mais le malade a éprouvé dix mois avant son entrée un violent traumatisme (chute sur la tête) qui le maintint environ
un mois au lit ; quelque temps après il fut arrêté sur la route
par des voleurs qui le frappèrent, ce qui l'émotionna vive-
ment.

Peu après, sa femme observa les premiers symptômes de
sa maladie.

OBSERVATION V

Inédite et résumée

M. Desf... Marc, entré à l'asile le 16 novembre 1900.

La maladie a commencé il y a deux ans environ à la suite
d'une chute faite par le malade de 1 mètre à 1 mètre 50, du
haut d'un pressoir. Le médecin du pays nous indique qu'il est
tombé sur le côté droit du thorax, la tête ayant été intéressée
par le choc ; Desf... perdit complètement connaissance pendant plus d'une heure. Il n'éprouva dans la suite ni paralysie, ni attaques apoplectiformes ou épileptiformes. Mais 5 ou
6 mois après, sa femme, qui n'avait jamais rien remarqué
d'anormal chez son mari, s'aperçut de quelques modifications
dans son caractère : il était sombre, taciturne ; son intelligence s'affaiblissait. Puis elle fut étonnée de voir sa langue
s'embarrasser : il ne parlait plus aussi facilement, il « bé-

gayait », dit-elle ; ces troubles s'accentuèrent et insensible-
ment il arriva à un embarras de la parole tel qu'il se faisait
comprendre difficilement. Le délire fut au début caractérisé
par un sentiment de peur alimenté par des idées de persécution et des hallucinations de l'ouïe.

A l'asile, le malade présente pour tout *délire* de la dépres-
sion, sans conceptions morbides précises ni perversions psycho-sensorielles.

La *démence* est surtout marquée par un retard dans la com-
préhension et la difficulté qu'il a à faire des calculs simples.

Les *troubles paralytiques* sont caractéristiques et surtout
marqués du côté de la langue rendant la parole à peine com-
préhensible.

Au point de vue *pathogénique*, tous les renseignements
concordent à démontrer que le malade n'était pas alcoolique,
mais d'une vie très réglée, ne faisant d'excès d'aucune sorte,
qu'il n'a pas eu la syphilis, fait encore démontré par l'insuc-
cès d'un traitement à l'iodure. Le père et la mère, très âgés,
sont très robustes et sans tares nerveuses.

Pas d'antécédents pathologiques importants en dehors de
l'action du traumatisme indiquée au début de cette observation.

A côté du traumatisme, nous rangerons la cause insolation
qui jusqu'à présent, dans les étiologies classiques, n'a pas
été signalée. Nous avons pu la noter sept fois, soit 2,93 pour
100. Toujours, le coup de chaleur était dans un concert de
causes et l'impossibilité de débrouiller sa part exacte nous
a paru évidente.

Remarquons que l'insolation s'est rencontrée plusieurs
fois dans certaines observations de notre statistique.

Il était naturel que l'on cherchât aussi, du côté des

maladies infectieuses, des causes toujours prêtes à expliquer
la méningo-encéphalite diffuse. Là encore, les résultats, quoique
que importants, n'ont pas donné tout ce que l'on pouvait
espérer à une époque surtout où la notion d'infection prime
en étiologie.

Les maladies infectieuses (grippe, fièvre typhoïde, blennorrhagie, paludisme, pellagre, tuberculose), n'arrivent au
pourcentage qu'avec un chiffre relativement faible, 6,40.

Observation VI
Inédite et résumée

M. Bou... Louis, entré à l'asile le 29 décembre 1902, est
un homme de 29 ans, dont le *délire*, d'abord marqué au dehors par des idées de grandeur, consiste actuellement en
idées de persécution et en *idées hypocondriaques niaises*. Les
idées de persécution (son père voulait le tuer et les voisins
lui voulaient du mal) sont entretenues par des hallucinations
correspondantes de l'ouïe.

La *démence* est chez lui très prononcée. Complètement
égaré dans le temps et l'espace, il ne peut effectuer les opérations les plus simples et répond le plus souvent au hasard.

Quant aux *troubles paralytiques*, ils frappent dès l'abord
du côté de la parole, réduite à un bredouillement à peu près
incompréhensible. L'écriture est à peine lisible tant elle est
tremblée. La démarche et les phénomènes pupillaires sont
également caractéristiques.

Les renseignements donnés par la famille du malade et
confirmés par un étudiant du service, indiquent nettement
que Bou... n'aurait fait que peu d'excès alcooliques et qu'il
n'a pas eu de maladies vénériennes. Les antécédents hérédi-

laires n'indiquent que du rhumatisme chez la mère qui aurait eu, d'autre part, un caractère nerveux. Un frère du malade eut une fièvre typhoïde et une pleurésie. Quant à Bou...
lui-même, il aurait eu une fluxion de poitrine, à douze ans et
une autre fluxion de poitrine au régiment. Au régiment également, il présenta une série d'accès épileptiformes, assez intense, non cependant suffisante pour amener la réforme du
malade. Depuis il aurait eu à diverses reprises des accès de
fièvre et, au moment de l'examen (5 heures du soir), le malade présentait une température axillaire de 38°. L'ausculta-
tion révéla des signes très nets de tuberculose au sommet
gauche où il existait déjà quelques râles humides. Le cœur
présentait de l'éréthisme et la fréquence habituelle (124 pul-
sations) ; le foie était hypertrophié.

Le malade a, du reste, succombé le 15 juillet 1901 à la
suite d'une broncho-pneumonie du poumon gauche, vérifiée
à l'autopsie. Celle-ci révéla également du côté du cerveau les
lésions caractéristiques de la paralysie générale.

Notre intention eût été d'élucider une question qui se
trouve posée dans le livre de MM. Mairet et Vires, à savoir
si l'infection ne joue pas, dans la constitution de la paralysie
générale, le rôle de cause pathogène.

Nos observations ne sont ni assez nombreuses, ni assez
typiques pour tirer ce point au clair.

Mais comme pour les causes précédentes, leur action, soit
prédisposante, soit déterminante, nous a semblé bien nette.

C'est ici, normalement, sous la rubrique : « Maladies infectieuses », que devrait prendre place la syphilis. Le rôle
énorme, prépondérant, « unique », a dit Fournier, l'année
dernière, de la vérole dans l'étiologie de la paralysie générale, nous a obligé de l'enlever de sa place naturelle et de la

mettre à part, dans un chapitre qui lui sera spécialement réservé.

Terminons en rappelant, sous le nom d'excès divers, des facteurs d'ordre multiple.

Ce sont :

a) Des excès de tous genres ;
b) Des excès génésiques ;
c) Le tabagisme.

Enfin, nous ajouterons, quoiqu'elles paraissent assez peu se rapprocher des causes précédentes, les causes morales.

Notre tableau pour ces facteurs nous donne le pourcentage de 6,40.

<h2 style="text-align:center">OBSERVATION VII</h2>
Très résumée et inédite

Bon... Marius, âgé de 46 ans, entré à l'Asile le 12 juin 1889. Le malade présente une paralysie générale dans laquelle domine une *démence* très profonde ; il ne se rend en aucune façon compte de l'endroit où il se trouve et ne peut effectuer que quelques opérations intellectuelles très simples et pour ainsi dire mécaniques.

Les *troubles paralytiques* sont nets, accentués et caractéristiques.

Le *délire* est réduit à quelques rares idées de grandeurs ; il va acheter des cafés, notamment le café de la Paix à Béziers et gagnera ainsi beaucoup d'argent.

Au point de vue *étiologique*, le malade, qui a toujours été un débile mental, n'a pas commis d'excès alcoolique : il buvait à peine un litre de vin par jour et ne prenait pas d'alcool. Les renseignements qui nous ont été fournis nous permettent

également d'écarter la syphilis et toute maladie grave antérieure. L'hérédité du malade nous est peu connue, notons cependant que son père n'était pas alcoolique. Il y a 3 ans, le
malade éprouva une grande frayeur ; il crut être pris dans
un incendie. Et, il y a un an, il eut peur d'être brûlé de la
même manière. C'est à la suite de ces deux émotions que les
signes de dérangement cérébral apparurent ; ils débutèrent
par une phase d'apeurement lié à des idées de persécution et
ses parents remarquaient que son agitation inquiète augmen-
tait lorsque le temps était à l'orage.

Et ainsi nous avons terminé la revue des causes qu'il semble que nous puissions incriminer.

Sans empiéter sur le domaine de notre dernier chapitre qui
sera celui de nos conclusions, il nous semble, actuellement,
et après un examen impartial des faits que nous avons observés, il nous semble qu'il est difficile d'admettre pour les
syndromes paralytiques généraux une cause univoque.

D'ailleurs, plus nous pénétrons dans l'étude de ce sujet,
plus nous apparaît sa complexité et la multiplicité des causes.
Par contre, bien simplistes nous semblent les théories qui
en cherchent *la cause* et qui prétendent la démontrer.

Pour nous, plusieurs causes agissent et les plus puissantes
nous sont, sinon inconnues, du moins assez mal connues ; je
veux parler des causes héréditaires.

Mais cela nous l'envisagerons tout-à-l'heure.

CHAPITRE III

Depuis quelques années, sous l'influence des travaux des savants suédois, le rôle de la syphilis dans l'étiologie de la paralysie générale a pris une importance considérable.

En France, les grands promoteurs de cette idée et ses défenseurs ardents sont le professeur Fournier et Régis (de Bordeaux).

En 1905, la question a été portée à la tribune de l'Académie de médecine (séances des 21, 28 février, 7, 14, 28 mars, 11 avril).

Des arguments ont été fournis, dans ce débat qui dura plusieurs séances, pour montrer que la syphilis est la cause de la paralysie générale. Le professeur Fournier, en effet, dans sa communication du 28 mars 1905 n'hésita pas à déclarer « qu'il n'y avait de paralysie générale que la paralysie générale syphilitique et que, si on ne le disait pas encore, tout le monde le murmurait ». Nous discuterons cette opinion que notre étude nous amènera à combattre, peut-être même à infirmer, nous appuyant sur les arguments des professeurs Lancereaux, Joffroy, Cornil d'une part et sur notre statistique d'autre part.

Le professeur Fournier nous dit que la syphilis est généralement admise comme cause de la paralysie générale, et en

tire argument, oubliant que les questions scientifiques ne se
résolvent pas à la majorité.

Il ajoute qu'on la trouve avec une fréquence extrême dans
les antécédents des paralytiques généraux. Ce point est dis-
cutable et sera discuté dans un instant.

Mais du fait que la syphilis se retrouverait très fréquemment
dans la paralysie générale, faudrait-il en conclure que la
paralysie générale est nécessairement syphilitique ?

Tout le monde aujourd'hui ou presque, n'est-il pas d'accord
pour attribuer à l'alcoolisme une part prépondérante dans le
développement de la tuberculose ? Dit-on pour cela que
l'alcoolisme est la cause unique de la tuberculose, et que
celle-ci serait en quelque sorte du para-alcoolisme ?

Les syndromes paralytiques généraux sont quelque chose
d'autonome aussi distinct de la syphilis que la tuberculose
de l'alcoolisme. « Les statistiques montrent la progression
de fréquence éminemment croissante de la paralysie générale
syphilitique » ajoute Fournier, et d'après ses documents il
nous dit : « Sur 42 statistiques que j'ai sous les yeux, j'en
trouve 14 où le pourcentage s'est élevé à 80 et au delà ».

Des 28 autres, c'est-à-dire des deux tiers, il n'en dit rien.
C'est probablement qu'elles ne sont pas favorables à sa thèse.
D'ailleurs M. Fournier, voyant surtout des syphilitiques, il
se conçoit qu'il ait beaucoup vu de paralytiques généraux
atteints de syphilis.

Ensuite, pour attribuer avec certitude les paralysies générales à la syphilis, il nous semble que la condition serait que
ces syndromes se rencontrassent toujours chez des sujets
syphilitiques. Or, chacun sait qu'un grand nombre de malades
présentant ce syndrome n'ont jamais eu d'accidents spécifiques, et comme j'ose croire qu'on n'ira pas jusqu'à incriminer, dans tous les cas, les ascendants des paralytiques géné-

raux, il en résulte que les paralytiques généraux ne doivent pas être forcément considérés comme syphilitiques.

Puis, il ne suffit pas qu'un malade ait eu la syphilis, pour que la paralysie générale soit d'origine syphilitique. En effet, puisque le syndrome paralytique général peut se développer chez un sujet non syphilitique, je ne vois pas pourquoi il ne pourrait se développer chez un syphilitique, en dehors de l'action de la vérole, comme l'a du reste admis M. Fournier dans son livre sur la syphilis du cerveau.

Un document nous paraît de grande importance au point de vue de la non-spécificité du syndrome paralytique général; c'est l'auto-observation du docteur B...

Observation VIII

(Cette observation a été rapportée devant la Société médico-chirurgicale des hôpitaux de Nantes, par M. le docteur Terrien, le 8 juin 1905. Le résumé que nous en donnons est extrait du n° 04, de la *Presse Médicale*, 12 août 1905.)

M. B... docteur en médecine, quarante ans, a une hérédité névropathique et congestive chargée (père mort hémiplégique et dément congestif, mère rhumatisante morte en état de démence sénile). Il n'a jamais fait de maladies sérieuses, n'a jamais fait d'excès de boissons, jamais d'excès d'aucune sorte, surtout sexuels. Bien mieux, si sa femme lui a donné sa virginité, il a donné à sa femme son « innocence » ; depuis, il a accompli ses devoirs d'époux d'une façon normale, sans exagération. Il n'a jamais remarqué sur lui des plaies quelconques, ni à la verge, ni à l'anus, ni à la bouche. Jamais d'éruption d'aucune sorte. Sa femme lui a donné un enfant bien portant et n'a jamais fait de fausses couches.

Le malade se plaint un jour de douleurs très vives dans les jambes et à l'estomac, douleurs térébrantes, lancinantes. M. Terrien songe au tabes, mais le malade niant toute syphilis et l'examen des réflexes ne donnant aucune indication (ils étaient plutôt exagérés), il conclut, en l'absence de toute autre manifestation, à de simples douleurs rhumatismales, ou à des troubles purement nerveux, purement dynamiques, sans lésions médullaires ou cérébrales.

Pendant près de deux ans, les choses en restent là ; douleurs, dyspepsie, faiblesse musculaire des jambes. Puis la scène change : on note de l'embarras de la parole et on pense à la paralysie générale. Ce diagnostic fut vite confirmé. Les troubles du langage s'accentuèrent à tel point que bientôt le malade arrivait avec peine à articuler les mots. L'écriture était caractéristique : lettres passées, mots oubliés. Les pupilles étaient inégales.

Les troubles somatiques étaient donc très accentués déjà depuis longtemps et l'état psychique était toujours indemne. M. B... était paralytique général depuis quatre ans, sans manifestations intellectuelles bien nettes : fait très rare.

Mais aussitôt que les troubles cérébraux eurent commencé à se manifester, la marche a été extrêmement rapide. En peu de mois, l'effondrement de toutes facultés fut complet. Puis survinrent les crises épileptiformes, 50 ou 60 en trois jours.

Le malade est mort dans le coma.

Mais voyons la statistique que M. Motet apporte aux débats ; il a soin de la faire précéder de la déclaration suivante :

« Ces observations portent sur un nombre restreint de

malades, il est vrai, mais ces malades nous les connaissons bien, nous voyons leur famille, leurs médecins ; leurs anté-cédents ne peuvent nous échapper. »

Statistique de M. Motet (nombre de syphilitiques sur 100 paralytiques généraux) :

	1890	1891	1892	1893	1894	1895	1896	1897	1898	1899	1900	1901	1902	1903
1re série	18 %	24	24	33	42	32	45	50	29	33	32	32	20	37
2me série	29	40	36	22	10	28	46	0	35	33	42	58	50	34

Nous ferons simplement remarquer le chiffre *0* de la 2me série. MM. Mairet et Vires, sur 174 observations, trouvent la syphilis comme cause univoque 6 fois. Ils l'obser-vent huit fois associée et associée à de puissantes causes, à de l'hérédité mentale 4 fois, à de l'hérédité nerveuse 1 fois, à de l'hérédité tuberculeuse 1, à des excès de boissons et surmenage 1, à des traumatismes 1.

Enfin, nous avons pu, de l'examen de 242 malades, qui s'échelonnent de 1898 à 1905, arriver au tableau suivant :

Alcool agissant seul a été retrouvé dans. . . 23,55 % de nos malades
Alcool associé à d'autres causes (sauf la syphilis) 11,57 — —
Alcool (?) . . . . 2,97 — —
Alcool et syphilis. . . . . 10,84 — —
Alcool et syphilis (?) . . . . 4,13 — —
Syphilis seule . . . . 6,28 — —
Syphilis et autres causes . . . . 3,30 — —
Syphilis (?). . . . . 3,30 — —
Autres causes . . . . 19,83 — —
Sans causes apparentes . . . . 14,46 — —

De toutes ces statistiques, de provenance diverse, un premier point se dégage d'emblée, c'est leur dissemblance et il nous paraît que l'opinion générale s'est un peu vite déterminée sur la présentation de quelques-unes seulement d'entre elles.

Mais pourquoi ces pourcentages si différents ?

Les raisons invoquées en 1898, par nos maîtres MM. Mairet et Vires, existent toujours. Les malades entendent trop souvent sous le vocable vérole la grande trinité vénérienne (chancre mou, blennorrhagie, syphilis).

Dans ces conditions, il n'est pas étonnant que l'on arrive à du 90 %. Ce qui m'étonne c'est que le cent pour cent n'ait pas encore été atteint, et qu'on soit obligé, comme M. Fournier, de forcer les chiffres trouvés en invoquant un certain nombre de « syphilis ignorées, oubliées, méconnues » ?

Je crois que c'est là un argument dont il faut faire justice, car il traîne depuis trop longtemps dans les livres. La syphilis est une maladie dont l'on connaît assez la gravité dans toutes les classes de la société (peut-être même surtout dans les milieux populaires) pour que l'on ne l'oublie ou la méconnaisse. Le fait est possible, il n'est pas exceptionnel ; mais il me semble que le nombre de ces syphilis n'est pas assez considérable pour relever, comme le voudrait Fournier, le pourcentage de ses paralytiques généraux syphilitiques.

Quel est le malade qui, à cinquante ans d'âge, oublie qu'il a eu la fièvre typhoïde à vingt ?

Quant aux syphilis dites bénignes, elles ne le sont généralement pas assez pour passer inaperçues.

Mais enfin, nous dira-t-on, laissant de côté les statistiques toujours un peu spécialisées du professeur Fournier, comment expliquerez-vous la vôtre et le nombre de syphilitiques qu'elle renferme, encore qu'il soit peu élevé ?

C'est très simple. Le professeur Fournier admettait en

1894, il y a douze ans, que sur cent hommes qui, d'un pas alerte, longeaient les trottoirs de la rue Rivoli, quinze étaient syphilitiques. Qu'est-ce que cela prouvait-il ? Que la syphilis assouplissait les muscles et donnait du ressort ? Cela ne démontrait rien. C'était l'énoncé d'un fait et pas autre chose.

Nous avions, en 1894, 15 pour 100 de syphilitiques, soit ; nous admettons même, sans imprudence, que cette proportion s'est maintenue, a même légèrement augmenté. Cela explique le pourcentage de notre tableau au point de vue du nombre des syphilitiques, mais cela n'indique en rien que ces syphilitiques aient fourni un plus grand nombre de paralytiques généraux. (Les statistiques d'alcooliques et leur progression seraient bien plus convaincantes.) S'il en était autrement, il semblerait que les pays fortement syphilisés, dussent payer une forte contribution à la paralysie générale. Fait extraordinaire, il n'en est rien.

En Bosnie et en Herzégovine (statistique du docteur Koetschet), où la syphilis est très répandue, on ne trouve dans les asiles la paralysie générale que dans la proportion de 0,65 pour 100. Et ce qui est très curieux, c'est que dans le même pays, mais alors dans des asiles pour étrangers, le nombre de paralytiques généraux monte à 10 pour 100.

Au Japon, c'est la même chose. La paralysie générale ne donne aux statistiques que le chiffre de 1,64 pour 100 (docteur Sakaki).

Sur le continent africain, nous nous trouvons en présence de faits analogues. Les aliénés, venant d'Algérie en France, sont enfermés dans l'asile d'Aix. Les paralytiques généraux y sont dans la proportion de 2,60 pour 100. Le docteur Meilhon, qui les soigne, a fait la remarque que tous ces malades avaient depuis longtemps quitté leur genre de vie habituel pour vivre à l'européenne.

En Abyssinie, où l'on compte 80 pour 100 de syphilitiques, on n'a jamais vu des cas de paralysie générale (docteur Goltzinger).

Un de nos plus distingués médecins de marine, Jeanselme, qui connaît, aussi bien qu'un Français peut le connaître, l'Extrême-Orient, affirme que dans ces pays la paralysie générale est extrêmement rare ; et qu'il ne l'a pas ou presque pas rencontrée en Birmanie, à Singapore, à Java.

Scheube arrive aux mêmes conclusions pour la Corée, le Cachemire, la côte de Malabar, etc.

Après ces données, l'affirmation de Fournier que la paralysie générale n'est pas fréquente dans les pays à syphilis rare, n'a pas grande valeur.

De même celle où il explique la rareté de la paralysie générale chez la femme par le peu de fréquence chez elle de la syphilis. Ici les chiffres manquent. Cependant, si je m'en rapporte à ceux de ma statistique, je vois que j'y compte une femme paralytique générale pour quatorze hommes paralytiques généraux. Je suis persuadé que pour 14 hommes syphilitiques, il y a plus d'*une* femme dans le même cas.

Une autre preuve, ajoute Fournier, que la paralysie générale est syphilitique, c'est qu'elle est rare dans les campagnes, chez les ecclésiastiques et chez les religieux.

Nous ne connaissons pas, à ce point de vue, la statistique de M. Fournier qu'il a oublié de publier.

Mais dans la nôtre, les paralytiques généraux ruraux sont la forte majorité. S'il est vrai que les ruraux soient moins syphilisés que les citadins, et sur ce point nous ne pouvons mettre en doute l'opinion du professeur Fournier, c'est un argument qui se retournerait contre sa thèse.

J'en arrive aux ecclésiastiques et aux religieux, je dois avouer que ni mes maîtres ni moi n'en avons rencontré un seul cas dans nos statistiques. Mais, est-ce bien pour la raison

3

qu'invoque le professeur Fournier ? je crois plutôt qu'ils doivent cet avantage à leur genre de vie. Et je crois (je ne fais ici qu'une simple hypothèse) que si l'on recherchait combien d'astronomes sont devenus paralytiques généraux, on trouverait un pourcentage aussi faible que celui des religieux. Chacun sait, en effet, que les astronomes sont des gens réglés, que leur profession même enlève à l'âpreté et aux violences de la lutte pour la vie.

On nous objecte encore la fréquence bien plus considérable d'antécédents syphilitiques chez les paralytiques généraux que chez les autres aliénés. Mais cela est-il étonnant ? cette rareté de la syphilis ne résulte-t-elle pas plutôt de l'âge de ces sujets, de leur sexe, du milieu particulier dans lequel ils ont vécu ? C'est ce qui semble ressortir nettement de l'étiologie de toutes les affections mentales.

Nous voyons, en effet, si nous les passons rapidement en revue que pour les maniaques, l'affection débute chez les tous jeunes gens et chez les femmes — que la lypémanie est une affection essentiellement féminine — que la manie-mélancolie, comme la manie simple, se rencontre chez les jeunes et chez les femmes.

Dans la confusion mentale, c'est encore le sexe faible qui domine ; avec, il est vrai, un fort contingent d'hommes d'un âge avancé. Mais s'est-on jamais sérieusement occupé de savoir jusqu'à quel point la syphilis était la cause réelle de leur maladie ? Ce sont encore les femmes que nous rencontrons dans les psychoses systématisées progressives. Les dégénérés naissent dégénérés. A-t-on cherché la vérole dans les psychopathies des exo-intoxiqués ? Elle n'y a que faire ; de même que dans celles des auto-intoxications ou des infections aiguës ou chroniques. Mais sur ce dernier point, faisons une réserve ; nous y reviendrons dans un instant. Enfin dans les névroses (épilepsie, hystérie, chorée) nous croyons que la syphilis n'a pas été recherchée et dans son dernier livre (1906), Régis ne mentionne rien à leur étiologie. Cette rubrique même n'existe pas.

« On voit communément la paralysie générale et le tabes associés ». Mais, M. le professeur Fournier ne nous donne, à ce sujet, aucun chiffre. MM. Mairet et Vires, sur 174 cas, ont vu cette association une fois. Sans nier le début tabétiforme de certaines paralysies générales, constatons que nous n'avons jamais rencontré cette association sur un ensemble de 242 observations.

Arrivons enfin à ce que Fournier appelle l'argument coup de massue et qu'il a réservé pour la bonne bouche. Nous voulons parler de la paralysie générale juvénile.

Nous ne connaissons pas le nombre des observations du professeur Fournier. Mais Régis nous en rapporte cinq cas.

Dans les deux premiers, les parents étaient nettement syphilitiques. Dans le troisième, l'enfant fut traité comme ayant été contaminé par sa nourrice ; dans le quatrième, la syphilis fut soupçonnée en raison d'une éruption suspecte.

Le cinquième cas est le dernier en date et c'est le seul dont j'ai pu lire l'observation en entier dans le n° 9 du *Journal de Médecine de Bordeaux*, 1900. Des renseignements fournis par Régis lui-même, il résulte que le père était fils de pellagreux et pellagreux lui-même et qu'il contracta la syphilis.

Nous aurions donc ici, ce que ne fit pas Régis, à tenir compte de deux facteurs : la pellagre et la syphilis. D'ailleurs, comme l'a dit fort bien le professeur Joffroy dans la séance du 11 avril 1905 (Académie de Médecine), « l'étude étiologique et pathogénique de la paralysie générale juvénile ou infantile est à reprendre et à compléter ; et il n'est pas possible actuellement de tirer de nos connaissances incomplètes sur ce sujet aucune conclusion établissant la nature syphilitique de la paralysie générale juvénile. Sans doute l'hérédité joue ici le rôle capital, mais *l'hérédité syphilitique manque assez souvent* et l'hérédité alcoolique (pour ne parler que de celle-là) semble devoir dans bien des cas intervenir d'une façon non douteuse ».

Nous signalons, du reste, nous-même un cas de paralysie générale précoce, dont l'étiologie ne nous permet en aucune façon d'incriminer, ni au point de vue personnel ni au point de vue héréditaire, la syphilis (Observation de Bon....).

Nous répondrons aux expériences de Krafft-Ebing que la virulence spécifique de la matière employée n'a pas été scientifiquement établie, puisqu'on a négligé de faire des inoculations avec cette substance à des sujets témoins, c'est-à-dire à des sujets non syphilitiques.

Mais bien plus concluants sont les 25 cas environ (professeur Joffroy, 11 avril 1905) de paralytiques généraux contractant la vérole et observés seulement depuis 1903, époque où l'attention commença à être attirée de ce côté.

C'était au professeur Raymond qu'était échue la tâche particulièrement ardue de présenter les arguments anatomiques. Ses antagonistes furent les professeurs Lancereaux et Cornil. Ceux-ci dirent que la statistique ne pouvant constituer une méthode scientifique définitive, on devait s'appuyer sur la lésion et mieux encore, si on le pouvait, sur l'agent spécifique (depuis indiqué par Schaudinn).

Étendues, disséminées et superficielles dans la période secondaire, les lésions syphilitiques disparaissent, sans laisser de traces ; par contre, circonscrites et profondes, uniques ou multiples dans la période tertiaire, elles laissent constamment, à leur suite, des pertes de substance plus ou moins étendues. Dans tous les cas, ces lésions ont une tendance naturelle à la régression, c'est-à-dire que loin de se développer et de s'accroître indéfiniment, elles finissent, au bout

d'un certain temps, par subir une transformation granulo-
graisseuse, qui prépare leur résorption et rend, par cela
même, le produit syphilitique plus accessible que tous les
autres à l'action réparatrice du mercure et de l'iodure de
potassium.

Sont-ce bien là les lésions de la périencéphalite diffuse ?
Nullement. Celles-ci, développées, en réalité, aux dépens de
la névroglie comme celles de la syphilis, ne sont ni disséminées, ni circonscrites, mais bien continues et étendues à
l'ensemble du cerveau. Elles ont pour point de départ habituel les petits vaisseaux, au pourtour desquels apparaissent
des cellules embryonnaires ; mais contrairement à ce qui a
lieu dans les lésions syphilitiques, ces éléments, loin de subir
un temps d'arrêt, tendent peu à peu vers une organisation
définitive, sans jamais parvenir à une résorption naturelle.
Ainsi les lésions de la paralysie générale et celles de la syphilis, n'ont ni les mêmes caractères, ni la même évolution,
et par conséquent, il s'agit bien là de deux maladies dis-
tinctes qu'il est impossible de rattacher l'une à l'autre.

(Et ceci entre particulièrement dans les vues de notre maître, le professeur Mairet, qui refuse même au syndrome
d'origine syphilitique le droit de porter le nom de paralysie
générale, mais simplement de syphilis cérébrale à forme de
paralysie générale).

Le professeur Lancereaux ajoute : « Telle est, suivant
nous, la conclusion logique qui découle, non pas de la statistique, qui ne peut rien prouver dans les sciences d'observation et d'expérimentation, mais bien de l'étude anatomique
du malade ; de deux choses l'une, en effet : ou bien la périencéphalite diffuse, comme d'ailleurs le tabes, est syphilitique ou bien elle ne l'est pas. Si elle est syphilitique, elle doit
l'être toujours ; autrement, il faut renoncer à lui attribuer
cette origine. »

A propos des observations du docteur Marchand (de Blois) dont le professeur Raymond tirait argument, M. Cornil déclara que le docteur Marchand a simplement vu que les lésions de la paralysie générale étaient plus marquées dans le fond des plis du cerveau qu'à la surface et qu'elles y offraient des caractères se rapprochant des syphilomes. Mais il n'a pas affirmé que ce fussent des néo-formations syphilitiques. Personnellement, Cornil (dont personne ne peut nier la compétence en matière anatomo-pathologique) n'a *jamais* vu des lésions comparables aux gommes dans les autopsies des paralytiques généraux.

La question paraissait jugée. Le professeur Fournier en a fait appel en prétendant qu'une même affection n'était pas obligée d'avoir un type caractéristique de lésions. Et comme exemple, il a donné la syphilis qui faisait les lésions tabétiques et celles de la leucoplasie.

Mais c'est là un terrain d'hypothèses où il nous est difficile de le suivre ; la discussion ne deviendrait-elle pas alors de la paradiscussion ?

D'ailleurs le traitement nous fournit un dernier argument.

Le mercure ne guérit pas la paralysie générale. Il n'entravera pas son évolution progressive et fatale alors qu'il agira chez un paralytique général porteur de syphilomes même tertiaires.

On peut donc conclure, et c'est là notre manière de voir, que la syphilis est une affection qui n'a rien de commun avec les syndromes paralytiques généraux.

Nous résumant brièvement, nous dirons avec Lancereaux :

1° Que les syndromes paralytiques généraux ne sont pas une manifestation de la syphilis, parce que les lésions, aujourd'hui bien connues, qui lui servent de substratum anatomique, n'ont ni les caractères, ni surtout l'évolution des altérations syphilitiques.

2° Que l'absence, sinon la rareté de la paralysie générale dans un grand nombre de régions où la syphilis se fait remarquer par sa fréquence, l'inefficacité reconnue du traitement antisyphilitique, sont autant de circonstances qui, venant à l'appui de cette manière de voir, nous amènent à considérer comme inutile toute tentative d'un traitement spécifique du syndrome paralytique général.

D'ailleurs, plus on étudie la syphilis, plus on s'aperçoit qu'elle forme un tableau complet, très complet, et qu'elle n'a pas besoin d'emprunter aux syndromes paralytiques généraux. On connaissait les accidents primaires, secondaires, tertiaires, la syphilis cérébrale ; voici maintenant que l'on décrit des psychoses de la période secondaire, des psychoses de la période tertiaire, des psychoses hérédo-syphilitiques. Et toutes ces manifestations guérissent sous l'influence du traitement spécifique (Régis 1906).

CHAPITRE IV

Si nous envisageons le tableau que nous avons dressé des causes des syndromes paralytiques généraux, une chose nous frappe : c'est la fréquence véritablement grande de l'alcoolisme, soit seul, soit associé.

Pouvons-nous dire, nous appuyant sur ce fait, que l'alcool est à la base de la plupart des syndromes paralytiques généraux ? je crois que oui. Mais nous ne pouvons pas aller plus loin. En effet, de même qu'il existe des pays syphilisés où l'on ne rencontre pas ce syndrome, nous trouvons des pays comme l'Irlande où, malgré un alcoolisme très développé, le syndrome est inconnu. (Dr Ballé.)

Dans notre même statistique, c'est pour plus de 30 o/o qu'y rentrent nos héréditaires soit arthritiques, soit alcooliques, soit cérébraux, soit vésaniques.

C'est encore là une proportion véritablement considérable, car, en effet, et avec plus juste raison que le disait Fournier pour la syphilis, combien d'hérédité inconnue, méconnue ou ignorée.

D'ailleurs plus l'on pénètre dans l'étude de l'étiologie des syndromes paralytiques généraux, plus on est frappé par sa complexité et il semble, actuellement, bien téméraire celui qui proclame une cause, la cause unique de ces syndromes.

C'est avec plus de raison, nous paraît-il, que l'on pourrait invoquer non pas une cause mais des causes de ces syndromes et, éclectique, accueillir sans arrière-pensée d'école, tous les motifs qui peuvent affaiblir la cellule cérébrale et y porter des troubles soit réparables, soit irréparables, que ces motifs soient physiques, chimiques ou infectieux.

Mais, en outre et dans l'état actuel de nos connaissances, les causes extérieures ne sont pas tout et il nous faut revenir à cet état de moindre résistance organique que nos maîtres MM. Mairet et Vires baptisèrent, il y a déjà huit ans, du nom de meionexie.

Et à côté de cette moindre résistance anatomique, il semble qu'il doive y avoir place pour quelque chose d'analogue mais physiologique : la meiopragie.

Pour nous résumer d'un mot et pour conclure, nous ne serions pas éloigné de penser que : tout paralytique général vient au monde avec une prédisposition à réaliser ce syndrome. Cette prédisposition est le plus souvent insuffisante, mais alors le paralytique aura acquis dans la vie l'une ou l'autre des causes personnelles, généralement admises, et celle-ci agira, soit en tant que cause efficiente, soit en tant que cause occasionnelle, créant ainsi le syndrome paralytique.

BIBLIOGRAPHIE

MAIRET et VIRES. — De la paralysie générale, 1898.

FOURNIER. — Les affections parasyphilitiques.

Journal de médecine de Bordeaux, 1900.

BERTIN. — Contribution à l'étude de la paralysie générale observée dans les hôpitaux, 1901.

Mlle MANDIOSSE. — La paralysie générale de la femme, 1902.

DEVAY. — Paralysie générale et syphilis en apparence bénigne, Lyon 1902.

RÉMY. — De la rareté et des causes de la paralysie générale dans le canton de Fribourg.

KÉRAVAL et RAVIART. — Cinq observations de paralysie générale conjugale, in Arch. de neurol, Paris 1902, 2e s., XIII, 487-493.

MALLET et BUVAT. — Tumeur cérébrale et paralysie générale, in Bulletin et Mém. Soc. anat. de Paris, 1902, 2e s., IV, 706-707.

SOUKHANOFF et GANNOUCHKINE. — La paralysie générale d'après les données de la clinique psychiatrique de l'Université de Moscou, in Arch. de neurol. Paris 1902, 2e s., XIV, 193-200.

BALLET. — Les maladies mentales.

DAGONET. — Traité des maladies mentales.

BALLET. — La descendance des paralytiques généraux. Thèse de Bordeaux 1900.

CARRIÈRE. — Notes et réflexions sur un cas de paralysie générale à marche rapide, in Echo méd. des Cévennes. Nimes 1902, III, 193-199.

GIMBAL. — Paralysie générale et traumatisme crânien avec corps étrangers, in Revue de Psychiatrie. Paris 1902, 2° s., XIII, 421-424.

COULON. — Nature et pathogénie de la paralysie générale. Revue de Psychiatrie Paris 1902, 2° s., XIV, 423-450.

TRUELLE et PETIT. — Sur un cas de paralysie générale et d'alcoolisme, in Arch. de neurol. Paris 1902, 2° s., XIV, 303-313

MABILLE. — Deux cas de paralysie générale syphilitique à gomme osseuse traités par l'iodure et l'hypochloruration, in Ann. méd. psychol. Paris 1901, 8° s., XIII, 81-85. (Discussion). Toulouse 85.

BRISSAUD et MOXON. — Paralysie générale à évolution anormale, in Rev. neurol., Paris 1901, IX, 282-284. (Discussion). Joffroy 284-285. Babinski 285. Brissaud 285.

VALLON et WAHL. — La famille des paralytiques généraux, XIII° Cong. internat. de Méd., section de Psychiâtrie de 1900. Paris 1901. Compte rendu 486-490.

JOFFROY et GOMBAULT. — Paralysie générale progressive chez un sujet ayant présenté dix-huit ans auparavant du délire de persécution, analgésies cutanée et viscérales profondes. Autopsie, intégrité de la moelle. XIII° Cong. internat. de Méd., section de Psychiatrie, 1900, Paris 1901, compte rendu 220-227.

Téré et Francillon. — Note sur la coïncidence des lipomes symétriques avec la paralysie générale progressive. Rev. de Chirurgie, Paris 1901, XXIII, 713-721.

Tscunscu. — La vraie cause de la paralysie générale. XIII° Cong. internat. de Méd., section de Psych. 1900. Paris 1901. Compte rendu 143-146.

Swiatalski. — Contribution à l'étiologie de la démence paralytique. Krakow 1900. XXXIX, 433-435.

Buvat. — Accidents tertiaires et paralysie générale. Rev. de Psychiatrie. Paris 1900, III, 311-315.

Sermigny. — Un cas de paralysie générale survenue pendant une syphilis secondaire ; marche rapide ; ictus apoplectiforme avec issue fatale ; épilepsie jaksonienne. Ann. méd.-psychol. Paris 1900, XII, 385-395.

Kovaleski. — Les causes de la paralysie générale chez les aliénés. Rous. méd. Vestn. St-Pétersb. 1900, II n° 20, 6-38, n° 21, 9-35.

Chanteuille. — Contribution à l'étude des rapports de l'alcoolisme et de la paralysie générale. Paris, Carré et Naud, 1900.

Ardin Delteil. — Syphilis et paralysie générale (aliénation mentale syphilitique). N. Montp. méd. 1905, 2° s., XI, 688-698.

Buvat. — Accidents tertiaires et paralysie générale. Journal de Méd. de Paris, 1900, 2° s., XI, 521-522.

Dieulafoy. — Paralysie générale et intoxication saturnine. Tribune méd. Paris 1900, 2° s., XXXIII, 1028-1031.

Bellot. — Etiologie de la paralysie générale. Thèse de Montpellier 1901.

Klippel. — Les paralysies générales. 1898 Paris.

Presse Médicale, 2° semestre 1905.

Revue neurologique, n° décembre 1905.

Bulletin de l'Académie de Médecine 1905.

GIRANDOUX. — Etiologie de la paralysie générale. Thèse de
Paris 1905.

Régis. — Précis de Psychiatrie, 1906.

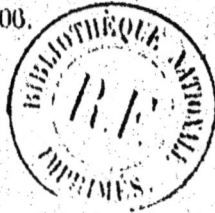

SERMENT

En présence des Maîtres de cette École, de mes chers condisciples, et devant l'effigie d'Hippocrate, je promets et je jure, au nom de l'Être suprême, d'être fidèle aux lois de l'honneur et de la probité dans l'exercice de la Médecine. Je donnerai mes soins gratuits à l'indigent, et n'exigerai jamais un salaire au-dessus de mon travail. Admis dans l'intérieur des maisons, mes yeux ne verront pas ce qui s'y passe ; ma langue taira les secrets qui me seront confiés, et mon état ne servira pas à corrompre les mœurs ni à favoriser le crime. Respectueux et reconnaissant envers mes Maîtres, je rendrai à leurs enfants l'instruction que j'ai reçue de leurs pères.

Que les hommes m'accordent leur estime si je suis fidèle à mes promesses ! Que je sois couvert d'opprobre et méprisé de mes confrères si j'y manque !

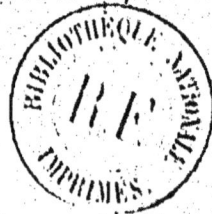